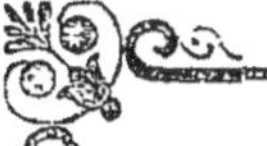

NOTICE

SUR LA

RÉSINE DE THAPSIA GARGANICA

ET SUR

SON EMPLOI EN MÉDECINE

COMME AGENT RÉVULSIF

SOUS FORME D'EMPLATRE,

PAR

LE DOCTEUR REBOULLEAU

Médecin en chef des établissements hospitaliers civils de Constantine (Algérie).

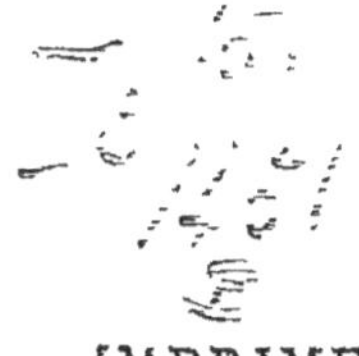

PARIS

IMPRIMERIE DE A. GUYOT ET SCRIBE,

Rue Neuve-des-Mathurins, 18.

1865

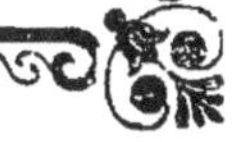

EMPLÂTRE RÉVULSIF

DE THAPSIA

DU DOCTEUR REBOULLEAU,

PRÉPARÉ

Par **CH. LE PERDRIEL**, pharmacien

A PARIS.

Exiger au dos de chaque bande d'emplâtre de thapsia la marque
ci-dessous.

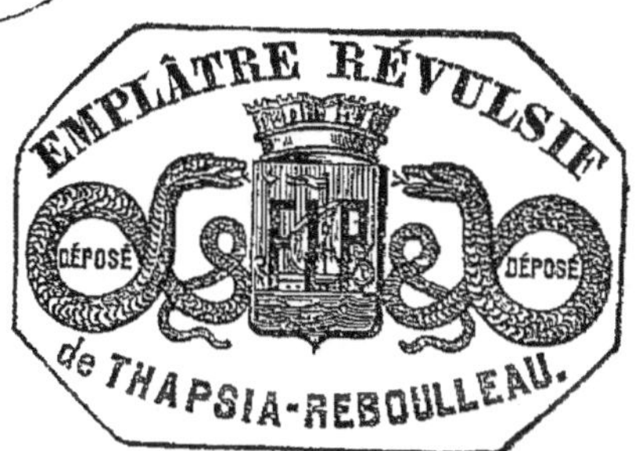

VENTE AU DÉTAIL

PHARMACIE LE PERDRIEL

Rue du Fg-Montmartre, 76.

VENTE EN GROS

CHEZ LE PERDRIEL, PHARMACIEN

Rue Sainte-Croix-de-la-Bretonnerie, 54.

A PARIS

SUCCURSALE : RUE DU MIDI, 52, A BRUXELLES.

1865

NOTICE

SUR LA

RÉSINE DE THAPSIA GARGANICA

Je propose à l'observation des praticiens un moyen thérapeutique nouveau, qui paraît destiné à prendre une place importante parmi les agents de la médecine révulsive : c'est une résine extraite d'une ombellifère très commune en Algérie, qu'on appelle *Thapsia garganica*. Les Arabes font un usage fréquent de cette plante, qu'ils nomment *Bounéfa*, pour établir une révulsion à la peau. Ils l'emploient de deux manières : tantôt ils prennent un morceau d'écorce de la racine fraîche, l'exposent sur des charbons ardents, et lorsque la chaleur en a fait exsuder un liquide visqueux, ils portent celui-ci sur la peau, en frottant avec l'écorce même ; tantôt ils font bouillir la racine avec de l'eau et du beurre, et quand ce dernier s'est chargé de la substance active de la plante, ils le séparent par refroidissement, et conservent cette sorte de pommade pour s'en servir comme d'un liniment. Par l'un ou l'autre de ces procédés, ils obtiennent au bout de quelques heures, une forte rubéfaction, accompagnée d'une éruption miliaire très-intense.

Les effets du Thapsia sur la peau m'ont paru tout d'abord constituer un genre de révulsion d'une grande utilité. L'excellent parti qu'en tirent les Arabes ne me laissait d'ailleurs aucun doute à cet égard ; mais quand j'ai voulu en faire usage dans ma pratique, j'ai été arrêté par de grandes difficultés. Le premier procédé est incommode en ce qu'il ne permet pas de faire, avec un morceau de racine informe, une friction régulière et mesurée. La préparation graisseuse, qui serait d'un emploi plus facile, partage avec le moyen précédent, les inconvénients les plus graves. Si le malade touche par mégarde avec les doigts la partie du corps qui en a été induite, il arrive presque toujours qu'il transporte quelque peu de la matière médicamenteuse sur d'autres points, où celle-ci détermine intempestivement une vive irritation. Il en est de même pour la personne qui opère la friction : si elle n'est pas attentive à se nettoyer les mains avec le plus grand soin, elle se porte souvent à elle-même quelques particules du médicament. J'ai compris que, dans ces conditions, le Thapsia ne pouvait être manié avec assez de facilité et de sûreté pour devenir d'un emploi usuel. Cette substance m'a paru offrir une analogie frappante avec l'huile de croton tiglium, dont les inconvénients ont presque entièrement fait abandonner l'usage.

Emprunter aux Arabes ce moyen thérapeutique tel qu'ils l'emploient, ce n'eût donc été que donner à l'huile de croton un succédané sans avantage ; ce n'eût été qu'ajouter à la matière médicale un agent nouveau sans intérêt et sans portée. Employer le médicament sous forme de dissolution, soit alcoolique, soit éthérée, soit huileuse ou autre, à l'exemple de quelques médecins du pays, ce n'eût été rien faire de mieux que la pommade des Arabes, et ces préparations n'eussent offert rien de préférable à l'huile de croton. J'ai pensé que si l'on extrayait le principe actif de la plante, peut-être pourrait-on lui donner une forme pharmaceutique qui permît de l'employer d'une manière commode et tout-à-fait exempte d'inconvénients. Mes tentatives dans ce but, ont eu un plein succès, et j'ai obtenu la résine en question. Cette substance étant solide, il m'a suffi de la mettre sous forme d'emplâtre pour lui ôter tout ce que son usage pouvait avoir de fâcheux. En rendant ainsi ce médicament maniable et d'un emploi commode, je lui donnais un degré d'utilité qu'il n'avait pas ; il devenait par là susceptible d'un usage fréquent et répandu ; il pouvait désormais être propagé et mis à la portée des praticiens et des malades de tous les pays ; il pouvait enfin prendre le rang qui lui appartient parmi les médicaments utiles. C'est toujours le Bounéfa des Arabes ; mais le Bounéfa façonné, modifié, transformé. Je puis dire que cette plante n'est réellement applicable à la médecine que depuis que j'en ai extrait la substance active et fait de celle-ci une préparation spéciale.

Les révulsifs usités en médecine sont déjà très-nombreux. Quel rang occupera parmi eux notre produit nouveau? quel sera son emploi, son utilité, son importance? C'est en comparant ses propriétés avec celles des agents du même genre, que nous pourrons l'apprécier à ces divers points de vue.

Les agents révulsifs peuvent être considérés sous deux aspects : suivant leur mode d'action, et suivant l'intensité de leur action. Nous les envisagerons d'abord dans leur mode d'action, pour leur comparer, sous ce rapport, la résine de Thapsia garganica.

Parmi les agents de la médecine révulsive, on distingue : 1° ceux qui, par leur action irritante sur la peau, déterminent une affection exanthémateuse : la moutarde, l'essence de térébenthine, l'alcool ammoniacal, etc. ; on les nomme rubéfiants ; 2° ceux qui produisent un large soulèvement de l'épiderme, comme les cantharides, le garou, ou bien des vésicules miliaires, comme l'huile de croton; ce sont les vésicants ; 3° ceux qui donnent lieu à la formation de pustules, comme le tartre stibié ; 4° ceux enfin qui désorganisent les tissus par une action physique ou chimique violente, tels que le cautère actuel, le cautère potentiel et les différents caustiques.

C'est parmi les révulsifs de la deuxième classe qu'il convient de placer la Résine de Thapsia. En effet, j'ai dit que cette substance, mise en contact avec la peau, détermine une éruption miliaire. Cette éruption est absolument la même que celle qui résulte de l'huile de croton tiglium. Voici quelle est sa marche : peu de temps après l'application de la Résine, la peau devient le siége d'un prurit extrêmement vif; elle s'échauffe et rougit fortement; puis, sur toute la surface irritée, on voit poindre de petites vésicules presque imperceptibles, qui paraissent acuminées au début, mais qui ne tardent pas à s'arrondir. Le liquide qu'elles renferment n'est pas tout-à-fait séreux. Dès l'origine, il a une teinte opaline, et devient bientôt entièrement opaque ; mais il conserve surtout la nuance perlée qui distingue les vésicules. Après une courte durée, les vésicules se flétrissent, prennent une couleur sombre, se dessèchent, et forment une squame épidermique qui tombe au bout de quelques jours sans laisser d'ulcérations à la peau.

Quand l'application n'a pas une durée assez longue, les vésicules, quoique nombreuses, sont discrètes. Mais, si l'action du médicament a été assez persistante, assez énergique, les vésicules deviennent confluentes et en quantité innombrable. Lorsqu'on agit sur une peau fine et délicate, les vésicules se rompent, et laissent exsuder le liquide qu'elles renferment. L'épiderme, détaché sur une multitude de points à la fois, laisse une large surface suppurante, mais sans qu'il y ait jamais vésication ou collection de sérosité.

Relativement à l'intensité de leur action, les révulsifs se rangent dans l'ordre suivant : au premier rang, les sétons, les cautères et les vésicatoires, comme les plus puissants ; viennent ensuite les éruptifs : l'huile de croton, celle d'épurge, le tartre stibié ; puis enfin les rubéfiants : la moutarde, etc. Si nous cherchons parmi eux la place de la Résine de Thapsia, nous la trouvons près de l'huile de croton tiglium.

Quel parti peut-on tirer de la Résine de Thapsia, et quel peut être son emploi comme moyen révulsif? Les considérations qui motivent l'emploi de cette substance tiennent particulièrement de son mode d'action, de son degré d'énergie, et des indications que les maladies présentent. En raison des effets variés qu'ils produisent, les divers révulsifs ont donc chacun leur emploi particulier, leur destination spéciale. Veut-on produire une révulsion passagère ou une dérivation sur un point éloigné du mal, on emploie les rubéfiants. Veut-on produire une révulsion violente ou une modification locale énergique, on applique un vésicatoire. Se propose-t-on d'exercer une action persistante et profonde, comme il convient aux affections chroniques invétérées, ce sont les sétons, les moxas et les cautères qu'on emploie. S'agit-il, au contraire, d'attaquer une affection modérée, les moyens rigoureux répugnent-ils au malade, ou craint-on l'action des cantharides sur la vessie, on a recours à l'huile de croton, à la pommade et à l'emplâtre d'émétique, à celui de poix, etc. Relativement à la convenance de son emploi, c'est encore à côté de l'huile de croton et de l'emplâtre stibié que nous devons ranger la Résine de Thapsia. Quant au degré d'utilité de la Résine en question, il se fonde non-seulement sur les propriétés de la substance, mais encore sur ses qualités relatives. En effet, lorsque nous envisageons les moyens révulsifs sous le rapport de leurs effets, des circonstances où ils sont applicables, et des avantages de leur emploi, nous remarquons qu'il n'en est pas un qui ne laisse quelque chose à désirer. Il suffit donc que notre révulsif soit doué de quelques qualités qui manquent aux autres, ou exempt d'inconvénients que ceux-ci présentent, pour qu'on puisse tout d'abord le ranger parmi les agents utiles du même genre. A ce point de comparaison, la Résine de Thapsia se distingue encore parmi les révulsifs, et justifie son éminent degré d'utilité ; c'est ce qui résulte des rapprochements qui suivent.

Les sétons, les moxas, les cautères, les vésicatoires sont les plus puissants des révulsifs, mais leur emploi ne va pas au-delà des maladies graves, à cause des inconvénients qui y sont attachés. D'abord ils sont très-douloureux, et causent une vive répugnance aux malades, à cause des plaies suppurantes qu'ils forment, et parce qu'ils laissent presque toujours des traces indélébiles de leur application. Le vésicatoire, en particulier, agit sur la vessie et détermine souvent une phlogose grave de cet organe ; il inspire de l'effroi parce qu'il nécessite l'enlèvement de l'épiderme quand la vésication est produite. L'emploi de la Résine de Thapsia ne fait sentir qu'une démangeaison vive, de la cuisson, mais jamais de douleur. Il n'a rien qui répugne, puisqu'il ne développe point d'ulcération profonde, et que, s'il laisse jamais quelques traces des petites vésicules qu'il produit, ces macules sont à peine perceptibles. Il n'a rien non plus qui effraie, puisqu'il n'entraîne ni enlèvement de l'épiderme ni pansement douloureux.

La Résine n'a pas d'influence sur les organes internes comme les cantharides. Si ce révulsif n'a pas l'énergie d'action de ceux que nous venons de citer, il a donc d'autres qualités qu'on ne trouve pas dans ces derniers, et qui le distinguent de ces médicaments.

Les rubéfiants ou révulsifs exanthémateux ont une action d'une courte durée. Le peu de persistance de leur action les place, pour leurs effets, à une telle distance des exutoires, qu'il y aurait une lacune marquée entre ces deux genres de révulsifs, s'il n'y en avait d'une énergie intermédiaire : nous en trouvons dans la Résine de Thapsia et ses congénères. Tandis que les rubéfiants ne causent qu'une irritation superficielle de la peau, un simple érythème, avec augmentation de chaleur et de sensibilité, la Résine de Thapsia détermine une rougeur vive, une éruption durable, une érosion de l'épiderme, mais sans douleur. La durée de l'éruption et la persistance de son action sont donc deux caractères qui placent notre révulsif au-dessus des rubéfiants.

Par son mode d'action, la Résine de Thapsia se groupe avec l'huile de croton, l'huile d'épurge, la pommade stibiée et l'emplâtre de poix; mais elle diffère de ces divers agents sur différents points importants, et ces différences sont tout à son avantage. La pommade stibiée est d'un effet incertain, lent à se produire, et détermine quelquefois des accidents redoutables. J'ai vu des escarres être le résultat de son séjour sur la peau en quantité trop considérable. Les emplâtres stibiés, préparés avec trop peu de soin, produisent des résultats analogues. L'usage abusif de la Résine pourrait tout au plus amener la rupture de l'épiderme et l'exulcération de la peau. L'emplâtre de poix est trop lent à manifester ses effets ; ceux-ci sont d'ailleurs faibles et peu efficaces ; il ne supporte pas la comparaison. L'huile de croton, l'huile d'épurge même, agissent de la même manière que la Résine de Thapsia ; mais l'huile de croton, qui l'emporte de beaucoup par l'énergie de son action, sur l'huile d'épurge, est à son tour de beaucoup inférieure à la Résine. Cette plus grande rapidité d'action est une circonstance capitale que nous enregistrons en faveur du nouveau médicament. La Résine a, en outre, sur l'huile de croton l'avantage d'être employée, ainsi que nous verrons tout à l'heure, avec plus de commodité et de sûreté.

Il résulte de ce parallèle que la Résine de Thapsia se distingue de tous les autres révulsifs par des caractères spéciaux qui lui assurent une place importante parmi les agents du même genre. Elle ne se présente pas comme pâle succédané, mais bien comme moyen de premier ordre et d'utilité capitale.

La Résine de Thapsia peut être employée sous plusieurs formes. On peut l'étendre en couche mince à la surface d'un sparadrap quelconque, et l'employer en emplâtre : c'est la forme que j'ai employée. Dissoute dans l'huile fixe, l'éther, les huiles volatiles et autres dissolvants, elle peut être employée en frictions et en onctions comme l'huile de croton ; mais en se rapprochant de cette dernière par la forme, elle en prend les inconvénients, et perd de ses propres avantages. En effet, ce que l'on reproche à l'huile de croton, c'est qu'il est presque impossible de s'en servir sans que le malade ou les personnes qui l'assistent ne s'en portent involontairement sur quelque partie du corps. J'ai vu nombre de fois des enflures de la verge, du scrotum, des paupières, des lèvres, etc., par le transport sur ces organes de quelques particules de cette substance. Notre emplâtre n'a pas le même inconvénient. Une fois appliqué sur la peau, à laquelle elle adhère avec force, la Résine se trouve préservée du contact des doigts et des autres parties du corps par la toile qui la supporte, et les accidents que nous venons de signaler n'arrivent jamais. Je n'ignore pas qu'on a préparé un emplâtre d'huile de croton, qui, de même que celui-ci, écarte les inconvénients dont je viens de parler ; mais, comme la solidification de l'huile de croton exige qu'on y mêle une énorme quantité d'emplâtre de diachylon, il en résulte que cette substance ainsi appliquée, a beaucoup moins d'activité que quand elle est pure, et conséquemment l'emplâtre qui en est préparé est de beaucoup inférieur en action à celui de la Résine de Thapsia. Non-seulement les dissolutions de la Résine seraient d'un aussi mauvais emploi que l'huile de croton, mais encore que la teinture et les autres liniments qu'on peut obtenir directement de la plante même, à l'instar des Arabes.

En signalant la propriété révulsive de la Résine, son mode d'action, le degré d'énergie dont elle est douée, les avantages qu'elle présente, les raisons de préférence qu'elle offre à l'emploi, sur les autres révulsifs, c'est dire dans quels cas il est utile d'en faire usage. Elle est d'un emploi extrêmement avantageux dans les maladies des femmes et des enfants. Elle convient particulièrement dans la bronchite violente, la pleurodynie, la pleurésie, le rhumatisme articulaire, et, enfin, toutes les fois que les révulsifs sont indiqués.

L'emplâtre de Thapsia s'applique sans avoir été chauffé. On le laisse en place pendant quelques heures, puis on soulève un point de sa circonférence avec le doigt. Si l'on juge alors que son effet est satisfaisant, on l'enlève; sinon, on le maintient appliqué jusqu'à ce qu'on ait obtenu l'effet désiré.

La Résine de Thapsia est solide, brune, transparente et cassante. Lorsqu'elle est unie à une petite quantité de matières étrangères, qu'elle retient lorsqu'elle est mal préparée, elle est molle, ductile et gluante. Dans cet état elle est impropre à la préparation de l'emplâtre. Elle se dissout facilement dans l'alcool, l'éther, les huiles fixes et essentielles; elle brûle avec une odeur aromatique *sui generis*.

La préparation de cette substance consiste à laver à l'eau chaude l'écorce de la racine incisée et sèche, et à la traiter ensuite par l'alcool bouillant ou par tout autre dissolvant. Le liquide distillé laisse au fond du vase la Résine impure.

Il me reste à décrire l'ombellifère à laquelle le produit en question doit son origine.

Le Thapsia garganica fleurit au mois de mai.

Il a une tige herbacée, pleine, rigide, cylindrique, noueuse, lisse, glabre, légèrement striée, haute d'un mètre environ. Ses feuilles radicales sont décomposées ; ses feuilles caulinaires généralement simples. Les premières ont un pétiole arrondi, allongé, lisse, glabre, légèrement comprimé, qui s'épanouit inférieurement et devient amplexicaule. Ces feuilles sont pinnées, ordinairement quinquéjuguées, avec impaire, les folioles pinnatifides. Celles-ci sont placées de chaque côté du pétiole commun, dans une situation incomplétement opposée, de sorte qu'elles sont plus rapprochées à la face inférieure du pétiole qu'à sa face supérieure. Les folioles sont divisées en lanières étroites, lancéolées, glanduleuses, parcourues dans toute leur longueur, à la face supérieure, par deux sillons latéraux profonds. Les feuilles radicales se dessèchent au moment de la floraison ; les feuilles caulinaires sont alternes. Celle qui vient immédiatement après les radicales est semblable à ces dernières, si ce n'est qu'elle a le limbe atrophié, ainsi que la partie cylindrique du pétiole. La suivante n'a plus que les rudiments des divisions du limbe. Toutes les autres ont leur partie supérieure complétement avortée jusqu'au collet du pétiole, et ne conservent que la partie inférieure ou l'épanouissement, qui devient plus large et plus développé. C'est ce qui explique comment les feuilles caulinaires deviennent simples : ce sont des phyllodes. Ces feuilles sont coriaces, glabres, striées, très-pulvérulentes, blanches à la face supérieure et violacées à la partie inférieure ; elles sont concaves et infléchies vers la tige, qu'elles embrassent à leur base.

Les fleurs sont en ombelles composées, sans involucres généraux ni partiels, portées par plusieurs pédoncules axillaires et un pédoncule terminal. Avant la floraison les ombelles sont roulées, comprimées, enfermées toutes entières dans les feuilles caulinaires, à l'aisselle desquelles le pédoncule a pris naissance. Il y a des fleurs hermaphrodites et des fleurs mâles sur le même sujet (polygamie monoïque mâle).

Les fleurs hermaphrodites offrent les caractères suivants : corolle nulle, calice pentaphyle, coloré, jaune, à folioles espacées, conniventes, cinq étamines épigynes, dont les filets dépassent en hauteur le calice et qui s'insèrent dans les intervalles de ce dernier, anthères à trois lobes, ovaire infère à deux loges, contenant chacune un ovule renversé. L'ovaire est couronné à son sommet par un disque épigine bilobé. Deux styles rapprochés à leur base, divergents à leur sommet, ayant chacun un stigmate simple. Fruit consistant en deux akènes comprimés, ovalaires, réunis par une de leurs faces et supportés par deux petites columelles filiformes accolées. Chacun d'eux est pourvu sur ses bords d'une aile membraneuse, interrompue aux extrémités ; leur face libre ou externe est parcourue dans sa longueur par deux lignes saillantes, dont l'intervalle forme un sillon longitudinal médian. A la maturité, ils se séparent l'un de l'autre de bas en haut, en même temps que les columelles s'écartent de haut en bas.

Les fleurs mâles ont les mêmes caractères que les fleurs hermaphrodites, si ce n'est qu'elles n'ont ni styles ni ovaires.

Les fleurs hermaphrodites se trouvent plus particulièrement sur l'ombelle terminale, et les fleurs mâles sur les ombelles axillaires. Il y a des ombelles terminales qui ne portent absolument que des fleurs hermaphrodites, mais généralement elles offrent quelques fleurs mâles, qui occupent leur centre. Par contraire, il y a des ombelles axillaires qui n'ont que des fleurs mâles ; mais on y voit souvent des fleurs hermaphrodites qui siégent à la circonférence. Celles-ci avortent toujours, aussi bien que les fleurs mâles du centre des ombelles terminales. Les racines sont pivotantes, profondes, entourées au collet d'une couronne de longs poils bruns qui accompagnent la tige jusqu'à sa sortie de terre.

Lorsqu'on déchire ou que l'on rompt une partie quelconque de la plante, il en sort un suc blanc, laiteux, peu abondant. C'est dans l'écorce de la racine qu'on en trouve le plus.

IMPRIMERIE DE A. GUYOT ET SCRIBE,
Rue Neuve-des-Mathurins, 18

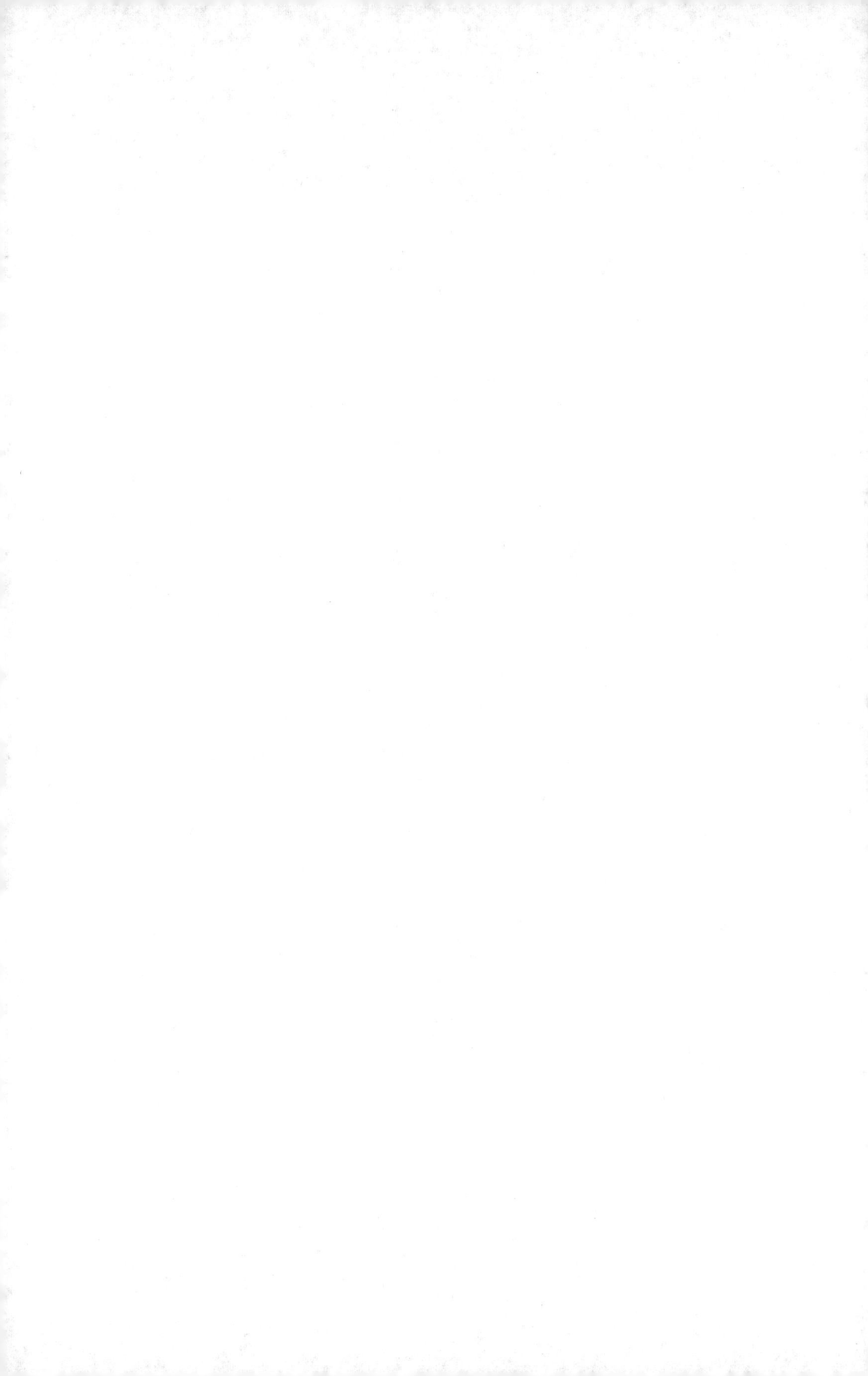